ASSISTANTE MATERNELLE

Nom :
Prénom :
Agrément :
Adresse :

Téléphone :
Mail :

Depuis que je suis assistante maternelle, j'ai accueilli :   enfant(s).
Chez moi, tu pourras rencontrer ma famille :

Conjoint(e) :

Mes enfants :

Prénom :   Âge :
Prénom :   Âge :
Prénom :   Âge :
Prénom :   Âge :

Les enfants que j'accueille en ce moment :

Prénom :   Âge :
Prénom :   Âge :
Prénom :   Âge :
Prénom :   Âge :

Mon cadre de vie :

_____

_____

_____

_____

POUR MIEUX ME CONNAITRE

Nom :

Prénom :

Je suis né(e) le :

Adresse :

Ma famille :

Parent 1 :	Parent 2 :
Port. :	Port. :
Tél. bureau :	Tél. bureau :
Mail :	Mail :

J'ai   frère(s) et / ou   sœur(s).

Problèmes de santé :

_____

_____

Personnes autorisées à venir me chercher :

	Tél. :
	Tél. :
	Tél. :
	Tél. :

Mon cadre de vie :

_____

_____

_____

_____

PLANNING & RÉMUNÉRATION

Nom de l'enfant :

	Lun.	Mar.	Mer.	Jeu.	Ven.	Sam.	Dim.
Arrivée							
Départ							

Nombre d'heures par semaine :

Salaire horaire net de base :

Indemnités d'entretien :

Indemnités repas :   Indemnités divers :

Nombre d'heures par mois :

Nombre de semaines par an :

Salaire mensuel net	
Date de paiement	

Vacances de l'Assistante Maternelle :

Du   au
Du   au
Du   au
Du   au

Vacances de l'enfant :
(En dehors des semaines de congés de L'assmat)

Du   au
Du   au
Du   au
Du   au

Conditions particulières à définir :

_____

_____

_____

_____

POUR MIEUX ME CONNAITRE

Nom :

Prénom :

Je suis né(e) le :

Adresse :

Ma famille :

Parent 1 :   Parent 2 :

Port. :   Port. :

Tél. bureau :   Tél. bureau :

Mail :   Mail :

J'ai   frère(s) et / ou   sœur(s).

Problèmes de santé :

_____

_____

Personnes autorisées à venir me chercher :

                                            Tél. :

                                            Tél. :

                                            Tél. :

                                            Tél. :

Mon cadre de vie :

_____

_____

_____

_____

PLANNING & RÉMUNÉRATION

Nom de l'enfant :

	Lun.	Mar.	Mer.	Jeu.	Ven.	Sam.	Dim.
Arrivée							
Départ							

Nombre d'heures par semaine :

Salaire horaire net de base :

Indemnités d'entretien :

Indemnités repas :   Indemnités divers :

Nombre d'heures par mois :

Nombre de semaines par an :

Salaire mensuel net	
Date de paiement	

Vacances de l'Assistante Maternelle :

Du   au
Du   au
Du   au
Du   au

Vacances de l'enfant :
(En dehors des semaines de congés de L'assmat)

Du   au
Du   au
Du   au
Du   au

Conditions particulières à définir :

_____

_____

_____

_____

POUR MIEUX ME CONNAITRE

Nom :

Prénom :

Je suis né(e) le :

Adresse :

Ma famille :

Parent 1 :   Parent 2 :

Port. :   Port. :

Tél. bureau :   Tél. bureau :

Mail :   Mail :

J'ai   frère(s) et / ou   sœur(s).

Problèmes de santé :

_____

_____

Personnes autorisées à venir me chercher :

                                          Tél. :

                                          Tél. :

                                          Tél. :

                                          Tél. :

Mon cadre de vie :

_____

_____

_____

_____

PLANNING & RÉMUNÉRATION

Nom de l'enfant :

	Lun.	Mar.	Mer.	Jeu.	Ven.	Sam.	Dim.
Arrivée							
Départ							

Nombre d'heures par semaine :

Salaire horaire net de base :

Indemnités d'entretien :

Indemnités repas :   Indemnités divers :

Nombre d'heures par mois :

Nombre de semaines par an :

Salaire mensuel net	
Date de paiement	

Vacances de l'Assistante Maternelle :

Du   au
Du   au
Du   au
Du   au

Vacances de l'enfant :
(En dehors des semaines de congés de L'assmat)

Du   au
Du   au
Du   au
Du   au

Conditions particulières à définir :

_____

_____

_____

_____

POUR MIEUX ME CONNAITRE

Nom :

Prénom :

Je suis né(e) le :

Adresse :

Ma famille :

Parent 1 :   Parent 2 :

Port. :   Port. :

Tél. bureau :   Tél. bureau :

Mail :   Mail :

J'ai   frère(s) et / ou   sœur(s).

Problèmes de santé :

_____

_____

Personnes autorisées à venir me chercher :

                                    Tél. :

                                    Tél. :

                                    Tél. :

                                    Tél. :

Mon cadre de vie :

_____

_____

_____

_____

PLANNING & RÉMUNÉRATION

Nom de l'enfant :

	Lun.	Mar.	Mer.	Jeu.	Ven.	Sam.	Dim.
Arrivée							
Départ							

Nombre d'heures par semaine :

Salaire horaire net de base :

Indemnités d'entretien :

Indemnités repas :   Indemnités divers :

Nombre d'heures par mois :

Nombre de semaines par an :

Salaire mensuel net	
Date de paiement	

Vacances de l'Assistante Maternelle :

Du _____ au _____
Du _____ au _____
Du _____ au _____
Du _____ au _____

Vacances de l'enfant :
(En dehors des semaines de congés de L'assmat)

Du _____ au _____
Du _____ au _____
Du _____ au _____
Du _____ au _____

Conditions particulières à définir :

_____
_____
_____
_____

FICHE MENSUELLE

Mois de :

Nom de l'enfant :

Heures mensualisées :

Jours	Nbre heures au contrat	Nbre heures effectuées	H. en +	Congés payés AM	Entretien	Repas / Goûter	Frais km	Abs. AM / Abs. Enf.
1								
2								
3								
4								
5								
6								
7								
8								
9								
10								
11								
12								
13								
14								
15								
16								
17								
18								
19								
20								
21								
22								
23								
24								
25								
26								
27								
28								
29								
30								
31								

Signatures

DÉCLARATION

Travail effectué
Nombre d'heures normales :
Nombre de jours d'activité :
Nombre de jours de congés payés :
Nombre d'heures majorées ou complémentaires :

Rémunération
Salaire net :
(hors indemnités d'entretien, de repas, kilométriques et indemnités de fin de contrat)

Indemnités d'entretien :
Indemnités de repas et ou kilométriques :

Montant total que vous devez verser :

NOTES

_____
_____
_____
_____
_____
_____
_____
_____
_____
_____

FICHE MENSUELLE

Mois de :

Nom de l'enfant :

Heures mensualisées :

Jours	Nbre heures au contrat	Nbre heures effectuées	H. en +	Congés payés AM	Entretien	Repas / Goûter	Frais km	Abs. AM / Abs. Enf.
1								
2								
3								
4								
5								
6								
7								
8								
9								
10								
11								
12								
13								
14								
15								
16								
17								
18								
19								
20								
21								
22								
23								
24								
25								
26								
27								
28								
29								
30								
31								

Signatures

DÉCLARATION

Travail effectué
Nombre d'heures normales :
Nombre de jours d'activité :
Nombre de jours de congés payés :
Nombre d'heures majorées ou complémentaires :

Rémunération
Salaire net :
(hors indemnités d'entretien, de repas, kilométriques et indemnités de fin de contrat)

Indemnités d'entretien :
Indemnités de repas et ou kilométriques :

Montant total que vous devez verser :

NOTES

_____
_____
_____
_____
_____
_____
_____
_____
_____
_____

FICHE MENSUELLE

Mois de :

Nom de l'enfant :

Heures mensualisées :

Jours	Nbre heures au contrat	Nbre heures effectuées	H. en +	Congés payés AM	Entretien	Repas / Goûter	Frais km	Abs. AM / Abs. Enf.
1								
2								
3								
4								
5								
6								
7								
8								
9								
10								
11								
12								
13								
14								
15								
16								
17								
18								
19								
20								
21								
22								
23								
24								
25								
26								
27								
28								
29								
30								
31								

Signatures

DÉCLARATION

Travail effectué

Nombre d'heures normales :
Nombre de jours d'activité :
Nombre de jours de congés payés :
Nombre d'heures majorées ou complémentaires :

Rémunération

Salaire net :
(hors indemnités d'entretien, de repas, kilométriques et indemnités de fin de contrat)

Indemnités d'entretien :
Indemnités de repas et ou kilométriques :

Montant total que vous devez verser :

NOTES

_____
_____
_____
_____
_____
_____
_____
_____
_____
_____

FICHE MENSUELLE

Mois de :

Nom de l'enfant :

Heures mensualisées :

Jours	Nbre heures au contrat	Nbre heures effectuées	H. en +	Congés payés AM	Entretien	Repas / Goûter	Frais km	Abs. AM / Abs. Enf.
1								
2								
3								
4								
5								
6								
7								
8								
9								
10								
11								
12								
13								
14								
15								
16								
17								
18								
19								
20								
21								
22								
23								
24								
25								
26								
27								
28								
29								
30								
31								

Signatures

DÉCLARATION

Travail effectué
Nombre d'heures normales :
Nombre de jours d'activité :
Nombre de jours de congés payés :
Nombre d'heures majorées ou complémentaires :

Rémunération
Salaire net :
(hors indemnités d'entretien, de repas, kilométriques et indemnités de fin de contrat)

Indemnités d'entretien :
Indemnités de repas et ou kilométriques :

Montant total que vous devez verser :

NOTES

_____
_____
_____
_____
_____
_____
_____
_____
_____

FICHE MENSUELLE

Mois de :
Nom de l'enfant :
Heures mensualisées :

Jours	Nbre heures au contrat	Nbre heures effectuées	H. en +	Congés payés AM	Entretien	Repas / Goûter	Frais km	Abs. AM / Abs. Enf.
1								
2								
3								
4								
5								
6								
7								
8								
9								
10								
11								
12								
13								
14								
15								
16								
17								
18								
19								
20								
21								
22								
23								
24								
25								
26								
27								
28								
29								
30								
31								

Signatures

DÉCLARATION

Travail effectué
Nombre d'heures normales :
Nombre de jours d'activité :
Nombre de jours de congés payés :
Nombre d'heures majorées ou complémentaires :

Rémunération
Salaire net :
(hors indemnités d'entretien, de repas, kilométriques et indemnités de fin de contrat)

Indemnités d'entretien :
Indemnités de repas et ou kilométriques :

Montant total que vous devez verser :

NOTES

_____
_____
_____
_____
_____
_____
_____
_____
_____
_____

FICHE MENSUELLE

Mois de :

Nom de l'enfant :

Heures mensualisées :

Jours	Nbre heures au contrat	Nbre heures effectuées	H. en +	Congés payés AM	Entretien	Repas / Goûter	Frais km	Abs. AM / Abs. Enf.
1								
2								
3								
4								
5								
6								
7								
8								
9								
10								
11								
12								
13								
14								
15								
16								
17								
18								
19								
20								
21								
22								
23								
24								
25								
26								
27								
28								
29								
30								
31								

Signatures

DÉCLARATION

Travail effectué
Nombre d'heures normales :
Nombre de jours d'activité :
Nombre de jours de congés payés :
Nombre d'heures majorées ou complémentaires :

Rémunération
Salaire net :
(hors indemnités d'entretien, de repas, kilométriques et indemnités de fin de contrat)

Indemnités d'entretien :
Indemnités de repas et ou kilométriques :

Montant total que vous devez verser :

NOTES

_____
_____
_____
_____
_____
_____
_____
_____
_____
_____

FICHE MENSUELLE

Mois de :

Nom de l'enfant :

Heures mensualisées :

Jours	Nbre heures au contrat	Nbre heures effectuées	H. en +	Congés payés AM	Entretien	Repas / Goûter	Frais km	Abs. AM / Abs. Enf.
1								
2								
3								
4								
5								
6								
7								
8								
9								
10								
11								
12								
13								
14								
15								
16								
17								
18								
19								
20								
21								
22								
23								
24								
25								
26								
27								
28								
29								
30								
31								

Signatures

DÉCLARATION

Travail effectué
Nombre d'heures normales :
Nombre de jours d'activité :
Nombre de jours de congés payés :
Nombre d'heures majorées ou complémentaires :

Rémunération
Salaire net :
(hors indemnités d'entretien, de repas, kilométriques et indemnités de fin de contrat)

Indemnités d'entretien :
Indemnités de repas et ou kilométriques :

Montant total que vous devez verser :

NOTES

_____
_____
_____
_____
_____
_____
_____
_____
_____
_____
_____

FICHE MENSUELLE

Mois de :

Nom de l'enfant :

Heures mensualisées :

Jours	Nbre heures au contrat	Nbre heures effectuées	H. en +	Congés payés AM	Entretien	Repas / Goûter	Frais km	Abs. AM / Abs. Enf.
1								
2								
3								
4								
5								
6								
7								
8								
9								
10								
11								
12								
13								
14								
15								
16								
17								
18								
19								
20								
21								
22								
23								
24								
25								
26								
27								
28								
29								
30								
31								

Signatures

DÉCLARATION

Travail effectué
Nombre d'heures normales :
Nombre de jours d'activité :
Nombre de jours de congés payés :
Nombre d'heures majorées ou complémentaires :

Rémunération
Salaire net :
(hors indemnités d'entretien, de repas, kilométriques et indemnités de fin de contrat)

Indemnités d'entretien :
Indemnités de repas et ou kilométriques :

Montant total que vous devez verser :

NOTES

_____
_____
_____
_____
_____
_____
_____
_____
_____
_____

FICHE MENSUELLE

Mois de :

Nom de l'enfant :

Heures mensualisées :

Jours	Nbre heures au contrat	Nbre heures effectuées	H. en +	Congés payés AM	Entretien	Repas / Goûter	Frais km	Abs. AM / Abs. Enf.
1								
2								
3								
4								
5								
6								
7								
8								
9								
10								
11								
12								
13								
14								
15								
16								
17								
18								
19								
20								
21								
22								
23								
24								
25								
26								
27								
28								
29								
30								
31								

Signatures

DÉCLARATION

Travail effectué
Nombre d'heures normales :
Nombre de jours d'activité :
Nombre de jours de congés payés :
Nombre d'heures majorées ou complémentaires :

Rémunération
Salaire net :
(hors indemnités d'entretien, de repas, kilométriques et indemnités de fin de contrat)

Indemnités d'entretien :
Indemnités de repas et ou kilométriques :

Montant total que vous devez verser :

NOTES

_____
_____
_____
_____
_____
_____
_____
_____
_____
_____

FICHE MENSUELLE

Mois de :

Nom de l'enfant :

Heures mensualisées :

Jours	Nbre heures au contrat	Nbre heures effectuées	H. en +	Congés payés AM	Entretien	Repas / Goûter	Frais km	Abs. AM / Abs. Enf.
1								
2								
3								
4								
5								
6								
7								
8								
9								
10								
11								
12								
13								
14								
15								
16								
17								
18								
19								
20								
21								
22								
23								
24								
25								
26								
27								
28								
29								
30								
31								

Signatures

DÉCLARATION

Travail effectué
Nombre d'heures normales :
Nombre de jours d'activité :
Nombre de jours de congés payés :
Nombre d'heures majorées ou complémentaires :

Rémunération
Salaire net :
(hors indemnités d'entretien, de repas, kilométriques et indemnités de fin de contrat)

Indemnités d'entretien :
Indemnités de repas et ou kilométriques :

Montant total que vous devez verser :

NOTES

_____
_____
_____
_____
_____
_____
_____
_____
_____
_____

FICHE MENSUELLE

Mois de :

Nom de l'enfant :

Heures mensualisées :

Jours	Nbre heures au contrat	Nbre heures effectuées	H. en +	Congés payés AM	Entretien	Repas / Goûter	Frais km	Abs. AM / Abs. Enf.
1								
2								
3								
4								
5								
6								
7								
8								
9								
10								
11								
12								
13								
14								
15								
16								
17								
18								
19								
20								
21								
22								
23								
24								
25								
26								
27								
28								
29								
30								
31								

Signatures

DÉCLARATION

Travail effectué
Nombre d'heures normales :
Nombre de jours d'activité :
Nombre de jours de congés payés :
Nombre d'heures majorées ou complémentaires :

Rémunération
Salaire net :
(hors indemnités d'entretien, de repas, kilométriques et indemnités de fin de contrat)

Indemnités d'entretien :
Indemnités de repas et ou kilométriques :

Montant total que vous devez verser :

NOTES

_____
_____
_____
_____
_____
_____
_____
_____
_____
_____

FICHE MENSUELLE

Mois de :

Nom de l'enfant :

Heures mensualisées :

Jours	Nbre heures au contrat	Nbre heures effectuées	H. en +	Congés payés AM	Entretien	Repas / Goûter	Frais km	Abs. AM / Abs. Enf.
1								
2								
3								
4								
5								
6								
7								
8								
9								
10								
11								
12								
13								
14								
15								
16								
17								
18								
19								
20								
21								
22								
23								
24								
25								
26								
27								
28								
29								
30								
31								

Signatures

DÉCLARATION

Travail effectué
Nombre d'heures normales :
Nombre de jours d'activité :
Nombre de jours de congés payés :
Nombre d'heures majorées ou complémentaires :

Rémunération
Salaire net :
(hors indemnités d'entretien, de repas, kilométriques et indemnités de fin de contrat)

Indemnités d'entretien :
Indemnités de repas et ou kilométriques :

Montant total que vous devez verser :

NOTES

_____
_____
_____
_____
_____
_____
_____
_____
_____
_____

FICHE MENSUELLE

Mois de :

Nom de l'enfant :

Heures mensualisées :

Jours	Nbre heures au contrat	Nbre heures effectuées	H. en +	Congés payés AM	Entretien	Repas / Goûter	Frais km	Abs. AM / Abs. Enf.
1								
2								
3								
4								
5								
6								
7								
8								
9								
10								
11								
12								
13								
14								
15								
16								
17								
18								
19								
20								
21								
22								
23								
24								
25								
26								
27								
28								
29								
30								
31								

Signatures

DÉCLARATION

Travail effectué
Nombre d'heures normales :
Nombre de jours d'activité :
Nombre de jours de congés payés :
Nombre d'heures majorées ou complémentaires :

Rémunération
Salaire net :
(hors indemnités d'entretien, de repas, kilométriques et indemnités de fin de contrat)

Indemnités d'entretien :
Indemnités de repas et ou kilométriques :

Montant total que vous devez verser :

NOTES

_____
_____
_____
_____
_____
_____
_____
_____
_____
_____

FICHE MENSUELLE

Mois de :

Nom de l'enfant :

Heures mensualisées :

Jours	Nbre heures au contrat	Nbre heures effectuées	H. en +	Congés payés AM	Entretien	Repas / Goûter	Frais km	Abs. AM / Abs. Enf.
1								
2								
3								
4								
5								
6								
7								
8								
9								
10								
11								
12								
13								
14								
15								
16								
17								
18								
19								
20								
21								
22								
23								
24								
25								
26								
27								
28								
29								
30								
31								

Signatures

DÉCLARATION

Travail effectué
Nombre d'heures normales :
Nombre de jours d'activité :
Nombre de jours de congés payés :
Nombre d'heures majorées ou complémentaires :

Rémunération
Salaire net :
(hors indemnités d'entretien, de repas, kilométriques et indemnités de fin de contrat)

Indemnités d'entretien :
Indemnités de repas et ou kilométriques :

Montant total que vous devez verser :

NOTES

_____
_____
_____
_____
_____
_____
_____
_____
_____
_____

FICHE MENSUELLE

Mois de :

Nom de l'enfant :

Heures mensualisées :

Jours	Nbre heures au contrat	Nbre heures effectuées	H. en +	Congés payés AM	Entretien	Repas / Goûter	Frais km	Abs. AM / Abs. Enf.
1								
2								
3								
4								
5								
6								
7								
8								
9								
10								
11								
12								
13								
14								
15								
16								
17								
18								
19								
20								
21								
22								
23								
24								
25								
26								
27								
28								
29								
30								
31								

Signatures

DÉCLARATION

Travail effectué
Nombre d'heures normales :
Nombre de jours d'activité :
Nombre de jours de congés payés :
Nombre d'heures majorées ou complémentaires :

Rémunération
Salaire net :
(hors indemnités d'entretien, de repas, kilométriques et indemnités de fin de contrat)

Indemnités d'entretien :
Indemnités de repas et ou kilométriques :

Montant total que vous devez verser :

NOTES

_____
_____
_____
_____
_____
_____
_____
_____
_____
_____

FICHE MENSUELLE

Mois de :
Nom de l'enfant :
Heures mensualisées :

Jours	Nbre heures au contrat	Nbre heures effectuées	H. en +	Congés payés AM	Entretien	Repas / Goûter	Frais km	Abs. AM / Abs. Enf.
1								
2								
3								
4								
5								
6								
7								
8								
9								
10								
11								
12								
13								
14								
15								
16								
17								
18								
19								
20								
21								
22								
23								
24								
25								
26								
27								
28								
29								
30								
31								

Signatures

DÉCLARATION

Travail effectué
Nombre d'heures normales :
Nombre de jours d'activité :
Nombre de jours de congés payés :
Nombre d'heures majorées ou complémentaires :

Rémunération
Salaire net :
(hors indemnités d'entretien, de repas, kilométriques et indemnités de fin de contrat)

Indemnités d'entretien :
Indemnités de repas et ou kilométriques :

Montant total que vous devez verser :

NOTES

_____
_____
_____
_____
_____
_____
_____
_____
_____
_____

FICHE MENSUELLE

Mois de :

Nom de l'enfant :

Heures mensualisées :

Jours	Nbre heures au contrat	Nbre heures effectuées	H. en +	Congés payés AM	Entretien	Repas / Goûter	Frais km	Abs. AM / Abs. Enf.
1								
2								
3								
4								
5								
6								
7								
8								
9								
10								
11								
12								
13								
14								
15								
16								
17								
18								
19								
20								
21								
22								
23								
24								
25								
26								
27								
28								
29								
30								
31								

Signatures

DÉCLARATION

Travail effectué

Nombre d'heures normales :
Nombre de jours d'activité :
Nombre de jours de congés payés :
Nombre d'heures majorées ou complémentaires :

Rémunération

Salaire net :
(hors indemnités d'entretien, de repas, kilométriques et indemnités de fin de contrat)

Indemnités d'entretien :
Indemnités de repas et ou kilométriques :

Montant total que vous devez verser :

NOTES

_____
_____
_____
_____
_____
_____
_____
_____
_____
_____

FICHE MENSUELLE

Mois de :

Nom de l'enfant :

Heures mensualisées :

Jours	Nbre heures au contrat	Nbre heures effectuées	H. en +	Congés payés AM	Entretien	Repas / Goûter	Frais km	Abs. AM / Abs. Enf.
1								
2								
3								
4								
5								
6								
7								
8								
9								
10								
11								
12								
13								
14								
15								
16								
17								
18								
19								
20								
21								
22								
23								
24								
25								
26								
27								
28								
29								
30								
31								

Signatures

DÉCLARATION

Travail effectué

Nombre d'heures normales :
Nombre de jours d'activité :
Nombre de jours de congés payés :
Nombre d'heures majorées ou complémentaires :

Rémunération

Salaire net :
(hors indemnités d'entretien, de repas, kilométriques et indemnités de fin de contrat)

Indemnités d'entretien :
Indemnités de repas et ou kilométriques :

Montant total que vous devez verser :

NOTES

_____
_____
_____
_____
_____
_____
_____
_____
_____
_____

FICHE MENSUELLE

Mois de :

Nom de l'enfant :

Heures mensualisées :

Jours	Nbre heures au contrat	Nbre heures effectuées	H. en +	Congés payés AM	Entretien	Repas / Goûter	Frais km	Abs. AM / Abs. Enf.
1								
2								
3								
4								
5								
6								
7								
8								
9								
10								
11								
12								
13								
14								
15								
16								
17								
18								
19								
20								
21								
22								
23								
24								
25								
26								
27								
28								
29								
30								
31								

Signatures

DÉCLARATION

Travail effectué
Nombre d'heures normales :
Nombre de jours d'activité :
Nombre de jours de congés payés :
Nombre d'heures majorées ou complémentaires :

Rémunération
Salaire net :
(hors indemnités d'entretien, de repas, kilométriques et indemnités de fin de contrat)

Indemnités d'entretien :
Indemnités de repas et ou kilométriques :

Montant total que vous devez verser :

NOTES

_____
_____
_____
_____
_____
_____
_____
_____
_____
_____

FICHE MENSUELLE

Mois de :

Nom de l'enfant :

Heures mensualisées :

Jours	Nbre heures au contrat	Nbre heures effectuées	H. en +	Congés payés AM	Entretien	Repas / Goûter	Frais km	Abs. AM / Abs. Enf.
1								
2								
3								
4								
5								
6								
7								
8								
9								
10								
11								
12								
13								
14								
15								
16								
17								
18								
19								
20								
21								
22								
23								
24								
25								
26								
27								
28								
29								
30								
31								

Signatures

DÉCLARATION

Travail effectué
Nombre d'heures normales :
Nombre de jours d'activité :
Nombre de jours de congés payés :
Nombre d'heures majorées ou complémentaires :

Rémunération
Salaire net :
(hors indemnités d'entretien, de repas, kilométriques et indemnités de fin de contrat)

Indemnités d'entretien :
Indemnités de repas et ou kilométriques :

Montant total que vous devez verser :

NOTES

_____
_____
_____
_____
_____
_____
_____
_____
_____
_____

FICHE MENSUELLE

Mois de :

Nom de l'enfant :

Heures mensualisées :

Jours	Nbre heures au contrat	Nbre heures effectuées	H. en +	Congés payés AM	Entretien	Repas / Goûter	Frais km	Abs. AM / Abs. Enf.
1								
2								
3								
4								
5								
6								
7								
8								
9								
10								
11								
12								
13								
14								
15								
16								
17								
18								
19								
20								
21								
22								
23								
24								
25								
26								
27								
28								
29								
30								
31								

Signatures

DÉCLARATION

Travail effectué

Nombre d'heures normales :
Nombre de jours d'activité :
Nombre de jours de congés payés :
Nombre d'heures majorées ou complémentaires :

Rémunération

Salaire net :
(hors indemnités d'entretien, de repas, kilométriques et indemnités de fin de contrat)

Indemnités d'entretien :
Indemnités de repas et ou kilométriques :

Montant total que vous devez verser :

NOTES

_____
_____
_____
_____
_____
_____
_____
_____
_____
_____

FICHE MENSUELLE

Mois de :

Nom de l'enfant :

Heures mensualisées :

Jours	Nbre heures au contrat	Nbre heures effectuées	H. en +	Congés payés AM	Entretien	Repas / Goûter	Frais km	Abs. AM / Abs. Enf.
1								
2								
3								
4								
5								
6								
7								
8								
9								
10								
11								
12								
13								
14								
15								
16								
17								
18								
19								
20								
21								
22								
23								
24								
25								
26								
27								
28								
29								
30								
31								

Signatures

DÉCLARATION

Travail effectué
Nombre d'heures normales :
Nombre de jours d'activité :
Nombre de jours de congés payés :
Nombre d'heures majorées ou complémentaires :

Rémunération
Salaire net :
(hors indemnités d'entretien, de repas, kilométriques et indemnités de fin de contrat)

Indemnités d'entretien :
Indemnités de repas et ou kilométriques :

Montant total que vous devez verser :

NOTES

_____
_____
_____
_____
_____
_____
_____
_____
_____
_____

FICHE MENSUELLE

Mois de :

Nom de l'enfant :

Heures mensualisées :

Jours	Nbre heures au contrat	Nbre heures effectuées	H. en +	Congés payés AM	Entretien	Repas / Goûter	Frais km	Abs. AM / Abs. Enf.
1								
2								
3								
4								
5								
6								
7								
8								
9								
10								
11								
12								
13								
14								
15								
16								
17								
18								
19								
20								
21								
22								
23								
24								
25								
26								
27								
28								
29								
30								
31								

Signatures

DÉCLARATION

Travail effectué

Nombre d'heures normales :
Nombre de jours d'activité :
Nombre de jours de congés payés :
Nombre d'heures majorées ou complémentaires :

Rémunération

Salaire net :
(hors indemnités d'entretien, de repas, kilométriques et indemnités de fin de contrat)

Indemnités d'entretien :
Indemnités de repas et ou kilométriques :

Montant total que vous devez verser :

NOTES

_____
_____
_____
_____
_____
_____
_____
_____
_____
_____
_____

FICHE MENSUELLE

Mois de :

Nom de l'enfant :

Heures mensualisées :

Jours	Nbre heures au contrat	Nbre heures effectuées	H. en +	Congés payés AM	Entretien	Repas / Goûter	Frais km	Abs. AM / Abs. Enf.
1								
2								
3								
4								
5								
6								
7								
8								
9								
10								
11								
12								
13								
14								
15								
16								
17								
18								
19								
20								
21								
22								
23								
24								
25								
26								
27								
28								
29								
30								
31								

Signatures

DÉCLARATION

Travail effectué
Nombre d'heures normales :
Nombre de jours d'activité :
Nombre de jours de congés payés :
Nombre d'heures majorées ou complémentaires :

Rémunération
Salaire net :
(hors indemnités d'entretien, de repas, kilométriques et indemnités de fin de contrat)

Indemnités d'entretien :
Indemnités de repas et ou kilométriques :

Montant total que vous devez verser :

NOTES

_____
_____
_____
_____
_____
_____
_____
_____
_____
_____

FICHE MENSUELLE

Mois de :

Nom de l'enfant :

Heures mensualisées :

Jours	Nbre heures au contrat	Nbre heures effectuées	H. en +	Congés payés AM	Entretien	Repas / Goûter	Frais km	Abs. AM / Abs. Enf.
1								
2								
3								
4								
5								
6								
7								
8								
9								
10								
11								
12								
13								
14								
15								
16								
17								
18								
19								
20								
21								
22								
23								
24								
25								
26								
27								
28								
29								
30								
31								

Signatures

DÉCLARATION

Travail effectué
Nombre d'heures normales :
Nombre de jours d'activité :
Nombre de jours de congés payés :
Nombre d'heures majorées ou complémentaires :

Rémunération
Salaire net :
(hors indemnités d'entretien, de repas, kilométriques et indemnités de fin de contrat)

Indemnités d'entretien :
Indemnités de repas et ou kilométriques :

Montant total que vous devez verser :

NOTES

_____
_____
_____
_____
_____
_____
_____
_____
_____
_____

FICHE MENSUELLE

Mois de :

Nom de l'enfant :

Heures mensualisées :

Jours	Nbre heures au contrat	Nbre heures effectuées	H. en +	Congés payés AM	Entretien	Repas / Goûter	Frais km	Abs. AM / Abs. Enf.
1								
2								
3								
4								
5								
6								
7								
8								
9								
10								
11								
12								
13								
14								
15								
16								
17								
18								
19								
20								
21								
22								
23								
24								
25								
26								
27								
28								
29								
30								
31								

Signatures

DÉCLARATION

Travail effectué
Nombre d'heures normales :
Nombre de jours d'activité :
Nombre de jours de congés payés :
Nombre d'heures majorées ou complémentaires :

Rémunération
Salaire net :
(hors indemnités d'entretien, de repas, kilométriques et indemnités de fin de contrat)

Indemnités d'entretien :
Indemnités de repas et ou kilométriques :

Montant total que vous devez verser :

NOTES

_____
_____
_____
_____
_____
_____
_____
_____
_____
_____

FICHE MENSUELLE

Mois de :

Nom de l'enfant :

Heures mensualisées :

Jours	Nbre heures au contrat	Nbre heures effectuées	H. en +	Congés payés AM	Entretien	Repas / Goûter	Frais km	Abs. AM / Abs. Enf.
1								
2								
3								
4								
5								
6								
7								
8								
9								
10								
11								
12								
13								
14								
15								
16								
17								
18								
19								
20								
21								
22								
23								
24								
25								
26								
27								
28								
29								
30								
31								

Signatures

DÉCLARATION

Travail effectué
Nombre d'heures normales :
Nombre de jours d'activité :
Nombre de jours de congés payés :
Nombre d'heures majorées ou complémentaires :

Rémunération
Salaire net :
(hors indemnités d'entretien, de repas, kilométriques et indemnités de fin de contrat)

Indemnités d'entretien :
Indemnités de repas et ou kilométriques :

Montant total que vous devez verser :

NOTES

_____
_____
_____
_____
_____
_____
_____
_____
_____
_____

FICHE MENSUELLE

Mois de :

Nom de l'enfant :

Heures mensualisées :

Jours	Nbre heures au contrat	Nbre heures effectuées	H. en +	Congés payés AM	Entretien	Repas / Goûter	Frais km	Abs. AM / Abs. Enf.
1								
2								
3								
4								
5								
6								
7								
8								
9								
10								
11								
12								
13								
14								
15								
16								
17								
18								
19								
20								
21								
22								
23								
24								
25								
26								
27								
28								
29								
30								
31								

Signatures

DÉCLARATION

Travail effectué
Nombre d'heures normales :
Nombre de jours d'activité :
Nombre de jours de congés payés :
Nombre d'heures majorées ou complémentaires :

Rémunération
Salaire net :
(hors indemnités d'entretien, de repas, kilométriques et indemnités de fin de contrat)

Indemnités d'entretien :
Indemnités de repas et ou kilométriques :

Montant total que vous devez verser :

NOTES

_____

_____

_____

_____

_____

_____

_____

_____

_____

_____

FICHE MENSUELLE

Mois de :

Nom de l'enfant :

Heures mensualisées :

Jours	Nbre heures au contrat	Nbre heures effectuées	H. en +	Congés payés AM	Entretien	Repas / Goûter	Frais km	Abs. AM / Abs. Enf.
1								
2								
3								
4								
5								
6								
7								
8								
9								
10								
11								
12								
13								
14								
15								
16								
17								
18								
19								
20								
21								
22								
23								
24								
25								
26								
27								
28								
29								
30								
31								

Signatures

DÉCLARATION

Travail effectué

Nombre d'heures normales :
Nombre de jours d'activité :
Nombre de jours de congés payés :
Nombre d'heures majorées ou complémentaires :

Rémunération

Salaire net :
(hors indemnités d'entretien, de repas, kilométriques et indemnités de fin de contrat)

Indemnités d'entretien :
Indemnités de repas et ou kilométriques :

Montant total que vous devez verser :

NOTES

_____
_____
_____
_____
_____
_____
_____
_____
_____
_____

FICHE MENSUELLE

Mois de :

Nom de l'enfant :

Heures mensualisées :

Jours	Nbre heures au contrat	Nbre heures effectuées	H. en +	Congés payés AM	Entretien	Repas / Goûter	Frais km	Abs. AM / Abs. Enf.
1								
2								
3								
4								
5								
6								
7								
8								
9								
10								
11								
12								
13								
14								
15								
16								
17								
18								
19								
20								
21								
22								
23								
24								
25								
26								
27								
28								
29								
30								
31								

Signatures

DÉCLARATION

Travail effectué
Nombre d'heures normales :
Nombre de jours d'activité :
Nombre de jours de congés payés :
Nombre d'heures majorées ou complémentaires :

Rémunération
Salaire net :
(hors indemnités d'entretien, de repas, kilométriques et indemnités de fin de contrat)

Indemnités d'entretien :
Indemnités de repas et ou kilométriques :

Montant total que vous devez verser :

NOTES

_____
_____
_____
_____
_____
_____
_____
_____
_____
_____
_____

FICHE MENSUELLE

Mois de :

Nom de l'enfant :

Heures mensualisées :

Jours	Nbre heures au contrat	Nbre heures effectuées	H. en +	Congés payés AM	Entretien	Repas / Goûter	Frais km	Abs. AM / Abs. Enf.
1								
2								
3								
4								
5								
6								
7								
8								
9								
10								
11								
12								
13								
14								
15								
16								
17								
18								
19								
20								
21								
22								
23								
24								
25								
26								
27								
28								
29								
30								
31								

Signatures

DÉCLARATION

Travail effectué

Nombre d'heures normales :
Nombre de jours d'activité :
Nombre de jours de congés payés :
Nombre d'heures majorées ou complémentaires :

Rémunération

Salaire net :
(hors indemnités d'entretien, de repas, kilométriques et indemnités de fin de contrat)

Indemnités d'entretien :
Indemnités de repas et ou kilométriques :

Montant total que vous devez verser :

NOTES

_____
_____
_____
_____
_____
_____
_____
_____
_____
_____

FICHE MENSUELLE

Mois de :

Nom de l'enfant :

Heures mensualisées :

Jours	Nbre heures au contrat	Nbre heures effectuées	H. en +	Congés payés AM	Entretien	Repas / Goûter	Frais km	Abs. AM / Abs. Enf.
1								
2								
3								
4								
5								
6								
7								
8								
9								
10								
11								
12								
13								
14								
15								
16								
17								
18								
19								
20								
21								
22								
23								
24								
25								
26								
27								
28								
29								
30								
31								

Signatures

DÉCLARATION

Travail effectué
Nombre d'heures normales :
Nombre de jours d'activité :
Nombre de jours de congés payés :
Nombre d'heures majorées ou complémentaires :

Rémunération
Salaire net :
(hors indemnités d'entretien, de repas, kilométriques et indemnités de fin de contrat)

Indemnités d'entretien :
Indemnités de repas et ou kilométriques :

Montant total que vous devez verser :

NOTES

_____
_____
_____
_____
_____
_____
_____
_____
_____
_____

FICHE MENSUELLE

Mois de :

Nom de l'enfant :

Heures mensualisées :

Jours	Nbre heures au contrat	Nbre heures effectuées	H. en +	Congés payés AM	Entretien	Repas / Goûter	Frais km	Abs. AM / Abs. Enf.
1								
2								
3								
4								
5								
6								
7								
8								
9								
10								
11								
12								
13								
14								
15								
16								
17								
18								
19								
20								
21								
22								
23								
24								
25								
26								
27								
28								
29								
30								
31								

Signatures

DÉCLARATION

Travail effectué
Nombre d'heures normales :
Nombre de jours d'activité :
Nombre de jours de congés payés :
Nombre d'heures majorées ou complémentaires :

Rémunération
Salaire net :
(hors indemnités d'entretien, de repas, kilométriques et indemnités de fin de contrat)

Indemnités d'entretien :
Indemnités de repas et ou kilométriques :

Montant total que vous devez verser :

NOTES

_____

_____

_____

_____

_____

_____

_____

_____

_____

FICHE MENSUELLE

Mois de :

Nom de l'enfant :

Heures mensualisées :

Jours	Nbre heures au contrat	Nbre heures effectuées	H. en +	Congés payés AM	Entretien	Repas / Goûter	Frais km	Abs. AM / Abs. Enf.
1								
2								
3								
4								
5								
6								
7								
8								
9								
10								
11								
12								
13								
14								
15								
16								
17								
18								
19								
20								
21								
22								
23								
24								
25								
26								
27								
28								
29								
30								
31								

Signatures

DÉCLARATION

Travail effectué
Nombre d'heures normales :
Nombre de jours d'activité :
Nombre de jours de congés payés :
Nombre d'heures majorées ou complémentaires :

Rémunération
Salaire net :
(hors indemnités d'entretien, de repas, kilométriques et indemnités de fin de contrat)

Indemnités d'entretien :
Indemnités de repas et ou kilométriques :

Montant total que vous devez verser :

NOTES

_____

_____

_____

_____

_____

_____

_____

_____

_____

_____

FICHE MENSUELLE

Mois de :

Nom de l'enfant :

Heures mensualisées :

Jours	Nbre heures au contrat	Nbre heures effectuées	H. en +	Congés payés AM	Entretien	Repas / Goûter	Frais km	Abs. AM / Abs. Enf.
1								
2								
3								
4								
5								
6								
7								
8								
9								
10								
11								
12								
13								
14								
15								
16								
17								
18								
19								
20								
21								
22								
23								
24								
25								
26								
27								
28								
29								
30								
31								

Signatures

DÉCLARATION

Travail effectué
Nombre d'heures normales :
Nombre de jours d'activité :
Nombre de jours de congés payés :
Nombre d'heures majorées ou complémentaires :

Rémunération
Salaire net :
(hors indemnités d'entretien, de repas, kilométriques et indemnités de fin de contrat)

Indemnités d'entretien :
Indemnités de repas et ou kilométriques :

Montant total que vous devez verser :

NOTES

_____
_____
_____
_____
_____
_____
_____
_____
_____
_____

FICHE MENSUELLE

Mois de :

Nom de l'enfant :

Heures mensualisées :

Jours	Nbre heures au contrat	Nbre heures effectuées	H. en +	Congés payés AM	Entretien	Repas / Goûter	Frais km	Abs. AM / Abs. Enf.
1								
2								
3								
4								
5								
6								
7								
8								
9								
10								
11								
12								
13								
14								
15								
16								
17								
18								
19								
20								
21								
22								
23								
24								
25								
26								
27								
28								
29								
30								
31								

Signatures

DÉCLARATION

Travail effectué
Nombre d'heures normales :
Nombre de jours d'activité :
Nombre de jours de congés payés :
Nombre d'heures majorées ou complémentaires :

Rémunération
Salaire net :
(hors indemnités d'entretien, de repas, kilométriques et indemnités de fin de contrat)

Indemnités d'entretien :
Indemnités de repas et ou kilométriques :

Montant total que vous devez verser :

NOTES

_____

_____

_____

_____

_____

_____

_____

_____

_____

_____

FICHE MENSUELLE

Mois de :

Nom de l'enfant :

Heures mensualisées :

Jours	Nbre heures au contrat	Nbre heures effectuées	H. en +	Congés payés AM	Entretien	Repas / Goûter	Frais km	Abs. AM / Abs. Enf.
1								
2								
3								
4								
5								
6								
7								
8								
9								
10								
11								
12								
13								
14								
15								
16								
17								
18								
19								
20								
21								
22								
23								
24								
25								
26								
27								
28								
29								
30								
31								

Signatures

DÉCLARATION

Travail effectué
Nombre d'heures normales :
Nombre de jours d'activité :
Nombre de jours de congés payés :
Nombre d'heures majorées ou complémentaires :

Rémunération
Salaire net :
(hors indemnités d'entretien, de repas, kilométriques et indemnités de fin de contrat)

Indemnités d'entretien :
Indemnités de repas et ou kilométriques :

Montant total que vous devez verser :

NOTES

_____
_____
_____
_____
_____
_____
_____
_____
_____
_____

FICHE MENSUELLE

Mois de :

Nom de l'enfant :

Heures mensualisées :

Jours	Nbre heures au contrat	Nbre heures effectuées	H. en +	Congés payés AM	Entretien	Repas / Goûter	Frais km	Abs. AM / Abs. Enf.
1								
2								
3								
4								
5								
6								
7								
8								
9								
10								
11								
12								
13								
14								
15								
16								
17								
18								
19								
20								
21								
22								
23								
24								
25								
26								
27								
28								
29								
30								
31								

Signatures

DÉCLARATION

Travail effectué
Nombre d'heures normales :
Nombre de jours d'activité :
Nombre de jours de congés payés :
Nombre d'heures majorées ou complémentaires :

Rémunération
Salaire net :
(hors indemnités d'entretien, de repas, kilométriques et indemnités de fin de contrat)

Indemnités d'entretien :
Indemnités de repas et ou kilométriques :

Montant total que vous devez verser :

NOTES

_____
_____
_____
_____
_____
_____
_____
_____
_____
_____

FICHE MENSUELLE

Mois de :

Nom de l'enfant :

Heures mensualisées :

Jours	Nbre heures au contrat	Nbre heures effectuées	H. en +	Congés payés AM	Entretien	Repas / Goûter	Frais km	Abs. AM / Abs. Enf.
1								
2								
3								
4								
5								
6								
7								
8								
9								
10								
11								
12								
13								
14								
15								
16								
17								
18								
19								
20								
21								
22								
23								
24								
25								
26								
27								
28								
29								
30								
31								

Signatures

DÉCLARATION

Travail effectué
Nombre d'heures normales :
Nombre de jours d'activité :
Nombre de jours de congés payés :
Nombre d'heures majorées ou complémentaires :

Rémunération
Salaire net :
(hors indemnités d'entretien, de repas, kilométriques et indemnités de fin de contrat)

Indemnités d'entretien :
Indemnités de repas et ou kilométriques :

Montant total que vous devez verser :

NOTES

_____
_____
_____
_____
_____
_____
_____
_____
_____
_____

FICHE MENSUELLE

Mois de :

Nom de l'enfant :

Heures mensualisées :

Jours	Nbre heures au contrat	Nbre heures effectuées	H. en +	Congés payés AM	Entretien	Repas / Goûter	Frais km	Abs. AM / Abs. Enf.
1								
2								
3								
4								
5								
6								
7								
8								
9								
10								
11								
12								
13								
14								
15								
16								
17								
18								
19								
20								
21								
22								
23								
24								
25								
26								
27								
28								
29								
30								
31								

Signatures

DÉCLARATION

Travail effectué
Nombre d'heures normales :
Nombre de jours d'activité :
Nombre de jours de congés payés :
Nombre d'heures majorées ou complémentaires :

Rémunération
Salaire net :
(hors indemnités d'entretien, de repas, kilométriques et indemnités de fin de contrat)

Indemnités d'entretien :
Indemnités de repas et ou kilométriques :

Montant total que vous devez verser :

NOTES

_____
_____
_____
_____
_____
_____
_____
_____
_____
_____

FICHE MENSUELLE

Mois de :

Nom de l'enfant :

Heures mensualisées :

Jours	Nbre heures au contrat	Nbre heures effectuées	H. en +	Congés payés AM	Entretien	Repas / Goûter	Frais km	Abs. AM / Abs. Enf.
1								
2								
3								
4								
5								
6								
7								
8								
9								
10								
11								
12								
13								
14								
15								
16								
17								
18								
19								
20								
21								
22								
23								
24								
25								
26								
27								
28								
29								
30								
31								

Signatures

DÉCLARATION

Travail effectué
Nombre d'heures normales :
Nombre de jours d'activité :
Nombre de jours de congés payés :
Nombre d'heures majorées ou complémentaires :

Rémunération
Salaire net :
(hors indemnités d'entretien, de repas, kilométriques et indemnités de fin de contrat)

Indemnités d'entretien :
Indemnités de repas et ou kilométriques :

Montant total que vous devez verser :

NOTES

_____
_____
_____
_____
_____
_____
_____
_____
_____
_____

FICHE MENSUELLE

Mois de :

Nom de l'enfant :

Heures mensualisées :

Jours	Nbre heures au contrat	Nbre heures effectuées	H. en +	Congés payés AM	Entretien	Repas / Goûter	Frais km	Abs. AM / Abs. Enf.
1								
2								
3								
4								
5								
6								
7								
8								
9								
10								
11								
12								
13								
14								
15								
16								
17								
18								
19								
20								
21								
22								
23								
24								
25								
26								
27								
28								
29								
30								
31								

Signatures

DÉCLARATION

Travail effectué
Nombre d'heures normales :
Nombre de jours d'activité :
Nombre de jours de congés payés :
Nombre d'heures majorées ou complémentaires :

Rémunération
Salaire net :
(hors indemnités d'entretien, de repas, kilométriques et indemnités de fin de contrat)

Indemnités d'entretien :
Indemnités de repas et ou kilométriques :

Montant total que vous devez verser :

NOTES

_____
_____
_____
_____
_____
_____
_____
_____
_____
_____

FICHE MENSUELLE

Mois de :

Nom de l'enfant :

Heures mensualisées :

Jours	Nbre heures au contrat	Nbre heures effectuées	H. en +	Congés payés AM	Entretien	Repas / Goûter	Frais km	Abs. AM / Abs. Enf.
1								
2								
3								
4								
5								
6								
7								
8								
9								
10								
11								
12								
13								
14								
15								
16								
17								
18								
19								
20								
21								
22								
23								
24								
25								
26								
27								
28								
29								
30								
31								

Signatures

DÉCLARATION

Travail effectué
Nombre d'heures normales :
Nombre de jours d'activité :
Nombre de jours de congés payés :
Nombre d'heures majorées ou complémentaires :

Rémunération
Salaire net :
(hors indemnités d'entretien, de repas, kilométriques et indemnités de fin de contrat)

Indemnités d'entretien :
Indemnités de repas et ou kilométriques :

Montant total que vous devez verser :

NOTES

_____
_____
_____
_____
_____
_____
_____
_____
_____
_____

FICHE MENSUELLE

Mois de :

Nom de l'enfant :

Heures mensualisées :

Jours	Nbre heures au contrat	Nbre heures effectuées	H. en +	Congés payés AM	Entretien	Repas / Goûter	Frais km	Abs. AM / Abs. Enf.
1								
2								
3								
4								
5								
6								
7								
8								
9								
10								
11								
12								
13								
14								
15								
16								
17								
18								
19								
20								
21								
22								
23								
24								
25								
26								
27								
28								
29								
30								
31								

Signatures

DÉCLARATION

Travail effectué
Nombre d'heures normales :
Nombre de jours d'activité :
Nombre de jours de congés payés :
Nombre d'heures majorées ou complémentaires :

Rémunération
Salaire net :
(hors indemnités d'entretien, de repas, kilométriques et indemnités de fin de contrat)

Indemnités d'entretien :
Indemnités de repas et ou kilométriques :

Montant total que vous devez verser :

NOTES

_____
_____
_____
_____
_____
_____
_____
_____
_____
_____

FICHE MENSUELLE

Mois de :

Nom de l'enfant :

Heures mensualisées :

Jours	Nbre heures au contrat	Nbre heures effectuées	H. en +	Congés payés AM	Entretien	Repas / Goûter	Frais km	Abs. AM / Abs. Enf.
1								
2								
3								
4								
5								
6								
7								
8								
9								
10								
11								
12								
13								
14								
15								
16								
17								
18								
19								
20								
21								
22								
23								
24								
25								
26								
27								
28								
29								
30								
31								

Signatures

DÉCLARATION

Travail effectué

Nombre d'heures normales :
Nombre de jours d'activité :
Nombre de jours de congés payés :
Nombre d'heures majorées ou complémentaires :

Rémunération

Salaire net :
(hors indemnités d'entretien, de repas, kilométriques et indemnités de fin de contrat)

Indemnités d'entretien :
Indemnités de repas et ou kilométriques :

Montant total que vous devez verser :

NOTES

_____
_____
_____
_____
_____
_____
_____
_____
_____
_____

FICHE MENSUELLE

Mois de :

Nom de l'enfant :

Heures mensualisées :

Jours	Nbre heures au contrat	Nbre heures effectuées	H. en +	Congés payés AM	Entretien	Repas / Goûter	Frais km	Abs. AM / Abs. Enf.
1								
2								
3								
4								
5								
6								
7								
8								
9								
10								
11								
12								
13								
14								
15								
16								
17								
18								
19								
20								
21								
22								
23								
24								
25								
26								
27								
28								
29								
30								
31								

Signatures

DÉCLARATION

Travail effectué
Nombre d'heures normales :
Nombre de jours d'activité :
Nombre de jours de congés payés :
Nombre d'heures majorées ou complémentaires :

Rémunération
Salaire net :
(hors indemnités d'entretien, de repas, kilométriques et indemnités de fin de contrat)

Indemnités d'entretien :
Indemnités de repas et ou kilométriques :

Montant total que vous devez verser :

NOTES

_____
_____
_____
_____
_____
_____
_____
_____
_____
_____

FICHE MENSUELLE

Mois de :

Nom de l'enfant :

Heures mensualisées :

Jours	Nbre heures au contrat	Nbre heures effectuées	H. en +	Congés payés AM	Entretien	Repas / Goûter	Frais km	Abs. AM / Abs. Enf.
1								
2								
3								
4								
5								
6								
7								
8								
9								
10								
11								
12								
13								
14								
15								
16								
17								
18								
19								
20								
21								
22								
23								
24								
25								
26								
27								
28								
29								
30								
31								

Signatures

DÉCLARATION

Travail effectué

Nombre d'heures normales :
Nombre de jours d'activité :
Nombre de jours de congés payés :
Nombre d'heures majorées ou complémentaires :

Rémunération

Salaire net :
(hors indemnités d'entretien, de repas, kilométriques et indemnités de fin de contrat)

Indemnités d'entretien :
Indemnités de repas et ou kilométriques :

Montant total que vous devez verser :

NOTES

_____

_____

_____

_____

_____

_____

_____

_____

_____

_____

FICHE MENSUELLE

Mois de :

Nom de l'enfant :

Heures mensualisées :

Jours	Nbre heures au contrat	Nbre heures effectuées	H. en +	Congés payés AM	Entretien	Repas / Goûter	Frais km	Abs. AM / Abs. Enf.
1								
2								
3								
4								
5								
6								
7								
8								
9								
10								
11								
12								
13								
14								
15								
16								
17								
18								
19								
20								
21								
22								
23								
24								
25								
26								
27								
28								
29								
30								
31								

Signatures

DÉCLARATION

Travail effectué
Nombre d'heures normales :
Nombre de jours d'activité :
Nombre de jours de congés payés :
Nombre d'heures majorées ou complémentaires :

Rémunération
Salaire net :
(hors indemnités d'entretien, de repas, kilométriques et indemnités de fin de contrat)

Indemnités d'entretien :
Indemnités de repas et ou kilométriques :

Montant total que vous devez verser :

NOTES

_____
_____
_____
_____
_____
_____
_____
_____
_____
_____

FICHE MENSUELLE

Mois de :

Nom de l'enfant :

Heures mensualisées :

Jours	Nbre heures au contrat	Nbre heures effectuées	H. en +	Congés payés AM	Entretien	Repas / Goûter	Frais km	Abs. AM / Abs. Enf.
1								
2								
3								
4								
5								
6								
7								
8								
9								
10								
11								
12								
13								
14								
15								
16								
17								
18								
19								
20								
21								
22								
23								
24								
25								
26								
27								
28								
29								
30								
31								

Signatures

DÉCLARATION

Travail effectué
Nombre d'heures normales :
Nombre de jours d'activité :
Nombre de jours de congés payés :
Nombre d'heures majorées ou complémentaires :

Rémunération
Salaire net :
(hors indemnités d'entretien, de repas, kilométriques et indemnités de fin de contrat)

Indemnités d'entretien :
Indemnités de repas et ou kilométriques :

Montant total que vous devez verser :

NOTES

_____
_____
_____
_____
_____
_____
_____
_____
_____
_____

FICHE MENSUELLE

Mois de :

Nom de l'enfant :

Heures mensualisées :

Jours	Nbre heures au contrat	Nbre heures effectuées	H. en +	Congés payés AM	Entretien	Repas / Goûter	Frais km	Abs. AM / Abs. Enf.
1								
2								
3								
4								
5								
6								
7								
8								
9								
10								
11								
12								
13								
14								
15								
16								
17								
18								
19								
20								
21								
22								
23								
24								
25								
26								
27								
28								
29								
30								
31								

Signatures

DÉCLARATION

Travail effectué
Nombre d'heures normales :
Nombre de jours d'activité :
Nombre de jours de congés payés :
Nombre d'heures majorées ou complémentaires :

Rémunération
Salaire net :
(hors indemnités d'entretien, de repas, kilométriques et indemnités de fin de contrat)

Indemnités d'entretien :
Indemnités de repas et ou kilométriques :

Montant total que vous devez verser :

NOTES

_____
_____
_____
_____
_____
_____
_____
_____
_____
_____

Loi n°49-956 du 16 juillet 1949 sur les publications destinées
à la jeunesse, modifiée par la loi n°2011-525 du 17 mai 2011.

© 2023, Magali Ligan
Édition : BoD - Books on Demand, info@bod.fr

Impression : BoD - Books on Demand, In de Tarpen 42,
Norderstedt (Allemagne)

Impression à la demande
ISBN EST 978-2-3220-9209-3
Dépôt légal : février 2023

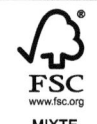